JN125134

幸せの基本

ポジティブに前向きに生きるコツ

倉地栄絵

はじめに

「私はこの何年か深海魚のように安定して回遊をしているの！」

自らの心の置きどころを定めることはとても大切だ。

深海魚とは、海底２００ｍ位の光の射さない場所で、休むことなく泳ぎ回っている魚のこと。

私も同様であり真っ暗な心の中を右往左往して日々を過ごしていた。

離婚という望んでいない別れの後、失意のどん底にいた私だった。


社会に一度も出たことのない私にとってこれからの人生は先が見えなかった。

しかし不安の中にいた私はいつも自分を奮い立たせる為に「私は良い人としか出会わないの！」と、自分に言い聞かせ続けた。

そのように心を保てる状況ではないが、笑いを交えて自分を魚に例え、とにかく今ある自分を明るく映し出せるよう心掛け努力した。

暗く考えがちな人生をなんとか生きようと必死になって、自分の心の置きどころを探し求めていた。

このポジティブな思考は徐々に私の意識を変えていった。

黒っぽい服しか着なかったが、明るい色の服を着るようになった。

還暦前の自分にお金も手間もかけてこなかったがもう一度綺麗になりたいと思った。

年相応と諦めていた肌や体型も根気よく手入れをするようになった。

自分の持っている素材を活かし、なりたい自分をイメージし始めた。

セルフプロデュースだ。

この言葉を自らの人生を楽しく過ごすためのバイブルとして心に持ち続けた。

これらの変化は様々な出会いを私にもたらした。

そんな中での出会いがアーユルヴェーダ。私に一筋の光を与えてくれる出会いだった。

その青年はネパールから日本へやって来た。

以前は日本最高峰の大学でゲノム化学を専攻し、卒業後は誰もが知るような外資系大手企業にも勤めていた彼だった。しかし奢った様子のない好青年だ。

私は、聞けば聞くほど、何故彼は努力して日本で得ただろう華々しい経歴を捨て、故郷ネパールへ戻ったのか興味が湧いた。彼はこんな話をしてくれた。

「ネパールの子どもたちは就学率も識字率もとても低い。しかし、ネパールの大人たちが安定した仕事に就けば、もっと豊かな環境を用意できるはずです。それは子ども達の未来を作り、過去の内紛で未だ疲弊したままの国を救うことへも繋がると考えました。そこで私は、歴史あるアーユルヴェーダ（インド・スリランカ発祥の伝統医療）に、ネパールのハーブが役立つことに目を向けました。アーユルヴェーダの商品開発をすることで、生産や製造をするための労働需要が生まれ、人々に仕事を与えることができる。そこで父から受け継いだネパールの山々の麓で、ハーブを栽培し、それを活かしたスキンケア商品を開発しました。品質には自信がありますし、だから私は化粧品市場が大きく、良質なものを好む人が多い日本でブランディングとマーケティングをし、世界にも発信していきたいと考えています」

彼から強く伝わってきたのは『ネパールを豊かな国にしたい』という想いだった。

そんな彼の志を聞いて私は、かつて日本が近代国家として移り変わろうとしていた時代に現れた幕末の志士たちの姿と重ね合わせた。

私は彼を手伝うことで、夢や希望を失いかけた自分でも、社会貢献を兼ねて女性を美しくするサポートができるのではと心が躍った。

予期せぬ出会いだったが、私は彼の仕事の手伝いを申し出た。

彼に巡り会い、共に仕事ができるようになったことは私の大きな転機となった。

心の中に希望が生まれた。新しい人生が始まり重たかった扉が開いた瞬間だった。


ここまで読んでくださりありがとうございます。

いかがでしたか？

人生を嘆いていた主婦が、自ら仕事を手にし、今あるものを活かして、歩き始めました。

自分の内側から起こした変化は、人生にも大きな影響を与えてくれます。

もしあなたが、いい方向の変化を望むなら、この本を読めば、私の人生に変化を起こした『セルフプロデュース』のコツがつかめるかもしれません。

「少しでも、生きることや人生に絶望している人の何か助けになれたら…」

そんな想いで私は筆をとりました。

そんな私に、今できる最大のサービスは開発した中でも喜ばれている『体操』と、50歳になってから極めようと専門学校まで出て、六本木の一流店で学んだ『料理』です。

心も体も、人生もよくしたいですよね。

この本が、手にとって下さった方のさらなる幸せのヒントなれたら…と願ってやみません。

倉地　栄絵

目次

第1章　セルフプロデュースは魅力を作る

セルフプロデュースは魅力を作る

セルフプロデュースとは、「セルフブランディング」とも呼ばれます。


自分の持っている個性や強みでもって自己演出すること。

自分の個性や魅力を自分の表現方法を知ること。

本来もっている体型や素質、個性を輝かせていくこと。


あなたのもっているチャームポイントを再確認してください。

例えば手、脚が綺麗とか、顔のパーツが可愛いとか、スタイルがいいとか、髪が美しいとか。

照れもあると思います。人と比べてしまうこともあるでしょう。

ですが、自分を恥ずかしがらずに肯定してみてください。


今まで見過ごしていた、新しい自分探しの冒険、それがセルフプロデュースの始まりです。


『人生100年時代。70才の時、あなたはどんな自分でいたいですか？

作りだすのは自分自身です。還暦だって喜んで迎えましょう！』

毎日無理なく時間を工夫して、なりたい自分の実現に向かう！
美味しいものをしっかり食べ、しっかり睡眠を取る。ごく当たり前のこと。
健康が全ての人生はつまらないですが、健康を失えば人生の全てを失ってしまいます。
医師から食事制限を受けるような人生なんてさようなら。
美と健康を自ら作り上げて、あなたの個性をますます輝かせていってください！

…とはいえ、誰もが明日から急に実践することは難しいかもしれません。
私も1年以上かかりました。
ここではじめに伝えたのは『自分を肯定する』でしたね？そうです！
はじめは、内面から取り組むのがオススメです。
心をポジティブに。まずは意識から改革していきましょう。

意識改革のススメ

もし、ある日「からかわれているの、私？」と思うような、胸がときめく異性との出会いが、
あなたの前に突然現れたら…あなたならどうしますか？

もちろん、不倫や浮気の話ではありません。ときめきの話です。

そんなの遠い昔の話だわと思う人もいるでしょう。それでいいのでしょうか?

幾つになっても魅力的な自分で在りたいと思いませんか?年を重ねると夢や希望を失いがちです。

人生なんてこんなものと妥協している自分に気づいて!

忘れかけていた自分を思い出させてくれるきっかけを大切にすれば、意識改革に繋がるのです。


もし、昔の私はこんな性格ではなかった。

そう思う人は、毎日を楽しんでいた時を思い出し、その時の自分を胸に留めてください。

一方であなたを『こんな』にした何か強烈な人との出会いや出来事があったはずです。

しかしそれに囚われないでください。

全ては自分が通らなければならない道程だったと、今の自分と区別してみる。

そうすると次のステージに進めます。

若かった頃の写真を見てときめきにするか、過去の姿にするかは自分次第。

本当の自分を探そうと冒険心が甦ったらタイムスリップの船に乗ってみてください。

私もアーユルヴェーダと出会った時、社会に役に立っている自分の姿を想像しました。

だけど働いたこともないのに…とか、そんなの無理…とか、諦める理由は勝手に頭の中に湧いてきます。

それを無視してみましょう。そこに本当のことなどありません。

私は、若い頃に子供を授かって選ばなかった、『働いて誰かを喜ばせる』夢を大事にすることにしたら、希望に胸が膨らみました。

今ある自分を再確認し、そこから自分の可能性をどこまで引き出せるのか?それを確かめに私は船を出航させたのです。

目標を設定してなりたい自分をイメージする

自分に自信がない。だって私は何もできない。

できないことを指折り数え、人と比較してしまい、一歩も先へ進めない。

そんな時期がありました。でもその間ずっと、「このまま生きるのはいやだ」そんな思いも同時に抱いていたのです。

だから真逆のことをすることにしました。

自分にできることを指折り数えて、思い浮かぶことに対するイメージを探し求めるよう、心を切り替え努力しました。

いつまでも同じところで立ち止まっている自分に気づくことは大切です。

『悩んでいる』状態は、実はずっと同じところをぐるぐる思考しているだけ。一歩も前に進むことはないのです。

私の場合は、立ち止まっている自分に気づいたことで、とにかく夢や希望を叶えるには「人

それが何よりあなたをポジティブにしてくれるでしょう。

どうか失敗を歓迎してください。

何ごとも経験！と軽く捉えれば、フットワークも軽くなります。

そんなことは無駄だ、なんて考えがよぎっても無視してみてください。

例えば講習会、イベント等に足を運んでみる。

それも分からない人はとにかく人と会う機会を作る。

何を？自分のしたいこと、できることを探しに行くのです。

次は行動に移しましょう。

でも、この自分に気づけたら1歩前進したと同じ。自分を褒めてあげてください。

しかし、心に思うだけでは状況は何も変わりません。

との出会いや関わりが大切」という意識改革を自らに提唱することにしたのです。

そうしたら、ただの主婦に様々な機会が訪れました。

行動したら、あなたにも必ず訪れます。

いろいろなことに興味をもちトライすることで心が豊かになる

趣味を持っている多くの人は、時間の有効活用が上手いものです。

仕事が終わると自分の時間に切り替え、好きなことに時間を費やす。

工芸、手芸、園芸、スポーツ、ダンス、研究。お料理、ゲーム、カラオケ等々…趣味趣向は様々であり、形式も個人で講習やレッスン、サークルなど多様です。


趣味に没頭すると周りの人の声が聞こえず、寝食を忘れるほど集中する人もいます。

集中している時の脳は「幸せホルモン」が分泌されます。

それがポジティブな刺激となり、やる気スイッチが入り、いいサイクルを作ります。

趣味でなくても構いません。体を動かす、何かを作る、研究をするなど様々です。

そこに同じ共通点を持つ人との関わりが生まれることもある。

一人で始めた趣味であっても、次第に多くの人との出会いに恵まれるケースもあるでしょう。
共通点を持つ仲間とは会話も弾み、楽しみも増えポジティブな心になる。

時間配分、時間を有効活用ができる人はテキパキとしている。
心のオンとオフ切り替えも上手いのです。

人の集中力、脳の働きはその作業や物ごとに対する興味や信念の強さが継続の力となり心が豊かになってくるのです。

興味をもった趣味から仕事に繋がることもあります。趣味をもち自分の可能性を磨き、充実した日々を過ごしてください。

楽しみを作ることが心を豊かにする

『楽しい』という感情は大切です。
あなたが人生で感じた苦しい感情をリセットしてくれるのは楽しいことを考えている時だけです。
海外の大学で行われた臨床実験では、『楽しい』感情によって、免疫力が高まったという結果があるほどです。

つまり『楽しい』そこに人生を費やすことは豊かな心を作る一つの方法と言えるでしょう。


これまで、例え失敗しても挽回しようとする意欲が湧き起こり、更なる向上を目指そうする自分がいませんでしたか？

その時、例え行き詰り、失敗してもそれをバネにし前向きに捉え、越えようとするその自分が意識改革であり、ポジティブな心をすでに作り上げているのです。


「楽しいと思うことってどうやってみつけるの？」

思い浮かばないという人は、まず過去の自分を思い出してください。

多くの場合その答えはあなたの経験にあります。

自分の得意なことや出来ることを並べてみる、思い浮かべてみる。

それでも思い浮かばない人は、

「自分に出来ること、やりたいことって何？」

これを自身に問いかけ続けてください。

その意識を頭の片隅に置いていると、今まで目に入らなかった広告や聞き逃がしていた情報がふと入ってくるのです。

やりたいことがない、見つからないのはそれを今まで考えてこなかった、あるいはこれまで誰かに『乗っかっていた』人でしょう。

それは悪いことではありません。これから自分をトレーニングしてその技術を磨いてください。

これに限ったことではないですが、普段から意識をしていると、自ずと情報キャッチのアンテナが新たに立ち上がります。

そして今までの捉え方が徐々に変わってきます。

楽しいと思えることがある。それは幸せなことです。

楽しいことを見つけポジティブな心を作り上げてください。

第2章

あなただけに教えるインナーまっすぐ体操で美しくなるための㊙レッスン

インナーまっすぐ体操で体を動かしプロポーション作り

昨日あなたは、どこへ行きましたか?そしてそこまで、どのくらい歩きましたか?

世界保健機関(WHO)によると、2016年に世界の成人(18歳以上)のうち、14億人以上が運動不足という見解を発表しています。

運動不足は様々な生活習慣病や認知症などにかかるリスクを高めるという研究結果も出ています。誰しも他人事ではありません。

同組織によるガイドラインでは、活発なウォーキングなどの中強度の運動を1日30分、週に5日以上行うことを推奨しています。

それに加えて、週に2日以上の筋力トレーニングも必要で、長時間座り続けることを避けるようにも勧めています。

昨日のあなたはこの目標をクリアしていますか？一週間では？

実は、日本人のおよそ3人に1人は運動不足です。

インナーまっすぐ体操は、私が考案した普段使わない筋肉やを鍛えることで体幹を整え、無理なく家で続けられる体操です。

普段使わない筋肉とはインナーマッスルとも呼ばれ、体の中心にある筋肉、体の奥深くあることから「深層筋」と言う名前で表現されることもあります。

(反対に日頃意識して使っている筋肉は、アウターマッスル。『表層筋』とも呼ばれ、体の表面を触って確認できる筋肉です)

体幹とは、全身から頭、両腕、両脚を除いた「胴体」の全ての筋肉をいいます。体幹を鍛えることで、『姿勢が良くになる』『太りにくくなる』『ボディラインが美しくなる』などと言われてます。

体操を続けることで、代謝も上がり、太りにくい体質になるなどの美容効果も期待できます。

インナーマッスルを鍛えるには、負荷の少ない動きを繰り返し行う運動が主体です。回数を多くすることは意識せず、日々継続することが大切です。継続することで内蔵を正しい位置に戻し、体のバランスを良くする効果があります。

さらに体操は脳の活性化、血行促進にも繋がります。比較的簡単な動きです。筋肉を「まっすぐ」を意識して伸縮させ、それを繰り返す体操です。効果を出すには角度と伸ばす方向が大切です。背中をまっすぐ、足をまっすぐにすることによって若々しいボディを自身の努力継続によって手に入れてみてください。

健康的な美しさを、日々の努力で手に入れてみませんか?

【体操の詳細は後述にて。また、ＹｏｕＴｕｂｅにて『インナーまっすぐ体操』の動画配信をしています。参考にしてください。】

インナーまっすぐ体操で身体を動かしオリジナルプロポーションを作る

女性の身体は身長や体重が同じでもプロポーションは様々です。年齢だけが要素でなく、骨格や肉付きなど本来持っている体質、更には食生活、ライフスタイルなどにより違ってきます。なりたい自分を想像してみてください。それは具体的な方がいいでしょう。具体的に憧れの体型を見つけてみてください。

もちろん、今のあなたをそのまま愛することをも一つです。

『未来の健康のため』インナーまっすぐ体操は、今のあなたの健康、プロポーションをずっと維持することにも役に立ちます。

イメージが湧いたら、まずは行動してみてください。体操スタートです。そして何より、継続してください。なりたい自分になるためには、継続が必要です。そのためには、心の持ち方も大切です。

1．大切なのは楽しんで行うこと。

2．継続できる目標を定めること。
3．運動はリズムが大切です。
4．毎日の継続は自分との約束です。
5．自分を信じて諦めない。

毎日継続する為のコツ

大切なのは自分自身が変わりたいと思うこと。

努力継続は、その人の知恵と工夫、体力、時間を全て要するものだからです。意識を切り替えて、『継続は力なり』これをキーワードにしてください。
1．期間を決める。個人差はありますが1ヶ月で結果がでる人もいる、なかなか出ない人もいる。そんな時こそ自分を信じる強さをもってください。努力の結果は後からついてくる、そう信じることが意識改革に繋がるのです。

2．持続継続ができないのは結果を急ぐから、結果を急ぐと諦めてしまう原因に繋がります。継続し結果を出すことによって喜びになりその達成感が自信となり自分の弱さの克服に繋がります。

「自信」とは自分を信じること。信じられる自分になるには、自分とした小さな約束を守ること。『諦めずに毎日体操する！』この約束を自分として、体操を継続し続けられたら、理想のカラダに加えて自信もつくでしょう。

諦めない心を作る秘訣

あなたは自分を見てもらいたいと思う人いますか？

ご主人様、ご家族、恋人、友人等々の顔を思い出し褒めてもらえる自分をイメージしてください。

いつかきっと！と思うのです（見返したい！認められたい！という心も継続を助けてくれます）

レッスン等に参加し仲間、友人を作り励まし合い楽しんで続ける。

仲間、友人がいると励みになり相乗効果が期待できます。

健康管理、健康維持は自らつくり上げていくもの。何もしなければ自然と老化は進むのです。

「日々の体操ストレッチは自身の健康づくり」と、生活の一部に加えて素敵に年を重ねてください。

体操をあなたのライフスタイルに取り入れてみませんか？

努力、継続から得る結果は正直です。

継続することの楽しさを実感できると心も強くなり継続する意欲も湧いてきます。

綺麗になれた自分を実感できたら毎日の継続は楽しくなります。是非、あなたの可能性を発見してみてください。

インナーまっすぐ体操を続ける為のイメージ作り

年を重ねると内蔵がだんだんと下がってくると言われています。

胃腸は筋肉によって正しい位置を保っています。

その為筋肉が衰えると本来の位置が保てなくなり内臓が下ってしまいます。（内臓下垂）

そして体は内臓を温めようとして、下腹部や腰回りに脂肪をつけます。

体操で少しでも内臓を元の位置に戻すイメージし改善したいと思うのです。

硬くなっている関節等を柔らかくしたい、ほぐしたいとイメージをしてみてください。

関節の位置が整ってくるとバランスの良い体に仕上がってくる。

背中の筋肉は衰えやすく何もしないと姿勢の悪化に繋がります。

肩甲骨が開くと胸の位置が下がってしまいがちといわれます。

肩甲骨のまわりの筋肉を鍛えることで「バストアップ」も期待できます。


また、姿勢を保持する為の脊柱起立筋を鍛えることにより「正しい姿勢」を保ちやすくなり歩き方も安定し美しく見えるでしょう。

ウエストのくびれは腹筋だけでなく、腹筋と広背筋を鍛えることでくびれ効果も期待できます。

インナーマッスルを鍛えることで基礎代謝が上がり血行促進も促されます。

体操を始めたきっかけ

「美容家を目指そう！」と心に決める出来事がありました。

最初に「美容家を目指している」と意思表示した時、周囲から
「そんなスタイルじゃねぇ。美容家ねえ…女性は痩せたいと思っている人が多いのよ」
と、そんな言葉が明るい笑顔とともに返ってきた。

この言葉を指摘と取るか提案と取るか。

確かに私は背も低く、太ってはいないが、三人出産したし、体型は長いこと気にしていませんでした。

これまでの私だったら、否定されたと取って、嫌な気持ちにでもなったと思います。

しかし、意識改革した私は「そうだ！これかも」と思うことができました。これが、きっかけになるのではと思ったのです。

家に帰り鏡を見てみました。そこに映る自分の姿に「その通りだ」と、考えました。

それなら自身の姿を改善したいと思い、貰った言葉に素直に寄り添うことにしました。

「そうか、痩せる体操!実践してみよう」

自らをモニターとして、自らをインストラクターとして、毎日楽しんで体操続けることを決めたのです。

インナーまっすぐ体操

「インナーまっすぐ体操」と名付けたきっかけは体操の講習をしていた時のこと。

この体操は、角度と伸ばす方向、軸をしっかりと保ちながら動かすことが大切なポイント。

レッスン時にその大切さを伝える為に「まっすぐ!まっすぐ!まっすぐ!」と声を掛けながらレッスンをしていたのです。

次のレッスン時、皆さんから「『まっすぐ!まっすぐ!』と言う言葉が耳から離れなかったの!

（笑）」

家で「まっすぐ！と言いながら体操したら楽しかった！」と笑い話。

このことがきっかけで「インナーまっすぐ体操」と呼ぶことになりました。

筋肉をまっすぐ線を引くようイメージして伸縮させ、繰り返す運動です。

身体の向き動かす方向がとても重要です。

背筋を鍛える意識をしての体操、背中もまっすぐ脚もまっすぐと目指しての体操です。

体幹をトレーニングすることで基礎代謝が上がり太りにくい体質になるといわれます。

この体操はあまり負荷のかからない動きを繰り返す体操です。

自分で「少し痛いな」と感じる位の回数を繰り返しすることで筋肉が少しずつついてくると言われてます。

一度の体操で回数を多くすることよりも一定の回数を繰り返すこと、毎日の継続をお勧めします。

では、インナーまっすぐ体操を実際にやってみましょう。

1．両手を上げて軸をしっかりと保ちながら体幹を整えるよう意識をして腰を回す。内臓を元の位置に戻すイメージで体を動かすことにより、下がっている内臓の位置の改善効果が期待できます。

2．自分の気になっている部位や燃焼したい脂肪を意識しながら脳に働きかけてみてください。脳からの指令を筋肉に働きかけることにより、その筋肉は更に効果が現れると言われています。

3．楽しんでいる自分を実感することが大切です。

ストレッチの重要性

103才で現役の理容師さん（女性の方）がいるのをご存知ですか？

その方も健康維持の為、毎日朝晩30分独自のストレッチをされています。

素敵な女優さんも日々ストレッチの継続、ジムに通われ美ボディを維持されているそうです。


皆さんの日常生活での体操への意識はどれくらいでしょうか？

年を重ねると足腰が弱くなり物を拾うこと、歩行にも影響がでてくる。加齢に伴い背中も丸くなる。

老いは脚から姿勢からと、筋肉の老化は脚から始まるとも言われます。


大切なのは動ける体を自身の努力継続でつくり上げていくことではないでしょうか？

私はこれまで、運動は何度かトライしてきましたが、長続きできずブームで終わることが多かったのです。

しかし現在も、インナーまっすぐ体操を継続できているという要因は、友人から共感してもらえたこと。

期待をしてもらえたことが大きかったです。体型の変化もありますが、体操を始めてから生き生きとして見えるみたい。

だんだんと「何をやってるの？教えて欲しい！」との声が上がるようになり、体操を考案するに至りました。

一人でも多くの方に関心を持ってもらいたいと思ったのです。

自分に合った健康的なライフスタイル！

インナーまっすぐ体操を通し、日常に健康維持が組み込んでいってください。

どんな年の重ね方をイメージしますか？

老後のライフプランを立てている方もいらっしゃると思います。

しかし、歳を取った自分の容姿を想像したい人はあまりいませんね。

しかしそれでいいのです。未来は今の積み重ねで出来ています。

老いを気にすることよりも、未来の自分は自身でつくり上げていけばいいのです。


年相応と加齢に任せて自然体で老いていく時代もありました。

現在では、実年齢に比べ驚くほど若々しく見える人も多く、寿命は延び、定年後も健康で働き続ける人も多い時代です。


このような方の共通点は、毎日を笑顔で過ごしている。

ポジティブな心の持ち主が多く、その穏やかさや優しさが顔に現れている方が多いのです。

私はそんなお手本になる方々に近づきたいと目標にしています。

私は年を重ねても最後まで自分の脚で歩きたい。

身のまわりのことも一人で出来る人でありたい。

それには健康管理、体力維持の為の日々の体操もライフスタイルに取り入れていくこと。

そして笑顔の似合う人でありたいと思う。

美と健康をいくつになっても意識し続けられる人生をイメージします。

３０年後の理想の自分をイメージする

「３０年後の理想の自分を具体的にイメージしてください」

これは、この手の質問に慣れていない人にとって、簡単ではない課題です。１０年後だって難しいでしょう。

私にとって３０年後は９０歳近くの話になります。

この年齢を思い浮かべる時多くの人は、まず果たして生きているかどうか、次に健康であるかどうかはリアルに頭によぎでしょう。

ここでは９０歳でも、健康な私を想定してその年に至るプロセスをイメージすることにします。

いくつになっても一人で歩ける。一人で身の回りのことができる。食べたいものが食べられる。行きたいところに行ける。

誰もが願う当たり前の自由な生活で、それでいて当たり前ではない贅沢な願いです。

生まれ持った健康的な素質がある人もいます。しかしそれだけで老いに逆らうことはできません。

一般的には脚から衰えるといいます。しかし、転んだだけで骨折してしまう未来を自分ごとに想像するのは難しいでしょう。

人に迷惑をかけない自分でいたい。そうなるには、繰り返しになりますが、健康維持の為、今から日々の努力を大事にすること。

そこにもう一つメンタル、心のもち方もポイントとなります。年齢を重ねると人との交流も少なくなっていきます。お金があって、健康であっても、一人で生きていくには現在の老後は長すぎます。

なので人生の楽しみが必要です。そしてその共通の趣味や興味をもつ友人を大切にしていくのです。

今から習いごと、サークル、地域の自治体の活動など何かをきっかけに1歩踏み出すポジティブな心が大切です。

私にも同じ指標を持つ、昔からの友人がいます。

その友人たちとの関係構築を大切に自分のオアシスとして持ち続けたい。

そして、身内に迷惑をかけずに日常生活が送れる人生でありたいと願います。

第3章　毎日の食の重要性

毎日の食事のとり方、食べる量

毎日の食事は人それぞれライフスタイルに合わせての食生活があります。

例えば、毎日の朝食メニューが決まっている。毎日必ず大豆をとっている。料理に使う油はすべてオリーブオイル。

このように独自の健康法を持っているなど様々です。

しかし現在では手軽にお惣菜やお弁当、外食産業も充実し、いつも好きなものだけ食べている人もいるのではないでしょうか？好きなものだけを選んでの食事は、栄養面が偏りがちです。

当たり前のことですがバランス良く食べることは重要です。

五大要素、ビタミン、ミネラル、タンパク質、炭水化物、脂質を1日の食事の中に取り入れる。食物繊維を意識して多くとり入れる。

また、自分の年齢や肉体に合った、食べる量を把握することも大切です。

もちろん、たまには食べ過ぎてしまうこともあるでしょうし、楽しく好きなものばかりを食べることもいいでしょう。
要は食事はバランスが大事なのです。

1.『腹八分目』と言う言葉があります。食事量の目安として意識するといいと言われています。食欲に任せて毎食満腹になるまで食べるのではなく、常に少し控えめな食事の量を心掛ける。
2.食べ方が早い人はしっかり咀嚼して、ゆっくり食べるように心掛ける。ゆっくり食べ、咀嚼回数が増えることで満腹中枢も刺激されます。自然と量も減るでしょう。自分に合った食事のスタイルと量を意識しながら作り上げてください。
3.自分の食べる量を把握するには、1回に食べる物を全て膳に並べて一度目で確認します。(20〜30秒じっと見つめる)脳に働きかけ、この1回の食事を終えると認識してから食事をします。脳に指令をすることで、満足感が得やすくなると言われています。

料理はクリエイティブ

ワンスプーンというアミューズがあります。一口で食べてしまうそのスプーンの中に　料理人のまごころと創造力が込められています。

人に喜んでもらいたい，美味しいと言ってくれる笑顔を思い浮かべながらの料理を作る時、料理人は創意工夫しレシピ開発し、厳選した食材を最大限に活かし、頭をひねって努力してつくり上げているのです。

レシピは無限の広がりを見せ、独自のスタイルで味覚や色彩、食材の良いところを引き出すことができるのです。料理はその人の個性や可能性を演出してくれます。

誰かの為に料理をする。食べてくれる人が喜んでいる姿に、自身の喜びを見出す方も多いと思います。

食事は作る人も食べる人も元気にしてくれます。コミュニケーションの潤滑油にもなります。

料理を通し新たな自分の発見をしてください。

料理を作っている時のあなたは誰かの為に輝いているはず。

食べることで元気を作る

心や身体が疲弊している時に用いられる食事療法の中には、幼少期から食べていた思い出のメニュー、故郷のいわゆるソウルフード、その人が美味しいと思うものを食べる、などの方法があります。

フードセラピーに繋がりますが、その人の体に合った必要なものを適切に食べることで、心身の改善を目指す療法です。


美味しいと思う食事には力があります。

心を豊かにする力があり、美味しいと思う食事をすることで1日が楽しく感じられたり、美味しいと思う食事をしたことがいつまでも記憶に残ったりします。

懐かしいおふくろの味、ふと食べたくなる郷土料理、旅先で出会った忘れられない絶品の一皿、誰にでもまた食べたいと思う食事はありますね。その一口を食べると「あー！美味しい」と、顔は笑顔になり、幸せを感じる「幸せホルモン」が分泌され体が元気になっていくのです。

本当に美味しいと思う食事をした時、思わず笑顔が溢れ出て幸せな気持ちになれますね。食べることで人は元気を作れるのです。

盛り付けに季節をとりいれる

技術の進歩によって、今はどんな季節でも関係なく、様々な食材が手に入るようになりました。

しかし、食事に「旬」を取り入れることは大切です。旬の食材がやはり美味しいことも理由の一つですが、旬の食材にはその時期の体調をカバーする効能が期待できるからです。

例えば、夏の野菜のきゅうりやトマトには水分を補給し、体温をクールダウンさせる働きがあります。

旬の食材は、その時期の体調にいい影響をもたらす栄養成分を持つものがたくさんあるのです。

旬の食材を食べることで季節がめぐる喜びを感じ、心が豊かになります。芽吹きの春の山菜、夏野菜、実り秋の味覚、寒い冬の時期の野菜や魚介類。

日本には四季があり季節ごとに食べ頃を迎える『旬のもの』と呼ばれる野菜、果物、旬の魚貝類等があります。

今日はスーパーで『旬』を手に取り食卓に出してみてはいかがでしょうか？一年の中でも比較的安価で新鮮、栄養価も高い。料理にしっかり取り入れることで、季節感をテーブルに添える。

季節の訪れは食卓に華を咲かせます。五感を持って目で楽しむ。香りで楽しむ。食材を通して自然の恵みに感謝しましょう。季節の訪れを味わい、自然の恵みを受け止め、四季の変化を楽しみましょう。

落ち込むような日があったら、太陽の中、外に出て、季節を感じてみてください。自然を楽しむ気持ちは、視野を自然と広くしてくれ、心豊かになり感動する機会も増えます。感動しているポジティブな心は若返りの秘訣です。

人とのコミュニケーションに手作り料理でおもてなし

日本の善き慣習の中に『おもてなし』という心運びがあります。料理を通しての『おもてなし』は、その人の個性が現れるのです。

自分を表現すること、個性を輝かすアイテムとして楽しみながら、料理を一つの表現方法としてあなたのものにしてください。

（ポイントアドバイス）

1．テーブルセッティングをイメージする。

2．野菜等の色を活かす。茹ですぎない。焼きしぎない。（色、食感、歯ごたえを活かす）

3．肉、魚等の調理は身に火が通りすぎないように注意する。

4．盛り付けは彩りを意識する。（赤、緑、黄の色彩を有効活用する）

5．お皿や器に盛り付けるときは配置をイメージする。（立体的に盛り付ける）

肉魚の料理は、温度と時間の組み合わせで食感が変わってきます。火を入れすぎると肉や魚のタンパク質が分解されパサつく原因になる。

火の入れすぎに注意して仕上げるように心掛けてください。

野菜も同様で火を入れすぎると野菜の本来持っている色が損なわれます。温度管理と時間は調理をするときの大切なポイントです。

特別な料理だけではなく、普段作る料理でも『おもてなし料理』と思って、配置をイメージすることで、盛り付けが華やかになり料理は輝きます。

テーブルセッティングや盛り付けを、頭の中や実際にイラストにして描くのも一つのアイデアです。お皿や器選びは料理に合わせましょう。

工夫次第で、オリジナルの表現方法を楽しむことができ、料理を通して新たな自分のセンスを磨くこともできます。

オリジナルのおもてなし料理でお迎えし、笑顔がいっぱいのひと時を楽しんでください。心のこもった料理は人とのコミュニケーションに貢献してくれます。

料理を作っているときのあなたは誰かのために輝いているはず。

ポジティブ思考は幸せの基本です。

記念対談　ニキル氏（アーユルワールド代表）x 倉地栄絵

倉地　私の出版記念対談のために、友人のニキルさんがネパールから帰国してくださいました。今日は、本当にありがとうございます。

まず、ニキルさんに自己紹介をしていただきたいのですが、現在は日本に帰化されていますよね。来日したきっかけと、アーユルヴェーダに携わることになった経緯を簡単にご紹介いただけますか。

ニキル　私はネパール生まれですが、高校はインドで勉強していました、将来はインドの工科大学に進学するつもりでしたが、いつしか海外に留学したいという思いが沸き上がりました。

そこで、日本の文部科学省が募集する外国人向けの奨学金制度に応募して、高校を卒業後に来日しました。日本では、東京外国語大学で日本語を学んだ後、東京大学に進学して化学生命工学部で専門の勉強をして修士課程まで修めました。

修士論文のテーマはゲノム生物学。ＲＮＡとかＤＮＡという言葉をご存知だと思いますが、これらに関わる薬、治療薬の研究で、癌や生活習慣病などに効くと期待されている治療薬をテーマにしました。

その研究を進めていく中で多くのアーユルヴェーダの文献に出会うこととなったのです。正直『これは面白い』と思いました。ネパールやインドでは、日常生活において、当たり前のような生活習慣としてアーユルヴェーダが取り込まれていることに驚きました。僕は、日本に来て初めてアーユルヴェーダが気になるようになって勉強を始めたんですよ。

倉地 いわゆる逆輸入ですね。

ニキル ははは。恥ずかしながら日本に来てアーユルヴェーダのすばらしさを知りました。そして、いずれはアーユルヴェーダの仕事にも携わりたいと勉強を始めました。

大学院を卒業後、P&Gジャパン株式会社に就職して約3年、明石工場でパンパース等の製造ライン立ち上げの担当をしていました。結婚を機に東京の医療機器を扱っている会社に転職。医療という業界に戻ってきたということもあって、アーユルヴェーダのことをいろいろ考えるようになりなりました。

二〇一七年に満を持して独立して、アーユルヴェーダの商品を提案する会社「アーユルワールド」を立ち上げました。

アーユルワールドは日本にある会社です。

またそこが狙いなのですが、アーユルワールドという会社は名前の通り、アーユルヴェーダの優れた商品を日本に紹介して販売する会社です。

倉地　楽しみです。私はアーユルヴェーダが世界の３大伝統医学のひとつであることは知っていますが、残念ながら日本でアーユルヴェーダに接する機会といえばエステサロンに行った時くらいしかありません。

この機会に、アーユルヴェーダのあるべき姿というか、ネパールの人たちは日常の中でアーユルヴェーダをどのように取り入れているのかを教えてください。

ニキル　アーユルヴェーダには2つの意味があります。アユルとは人生、または生命です。ヴェーダはサイエンスということです。直訳すると『science of life』です。

人はもちろんのこと動物、植物などの生命、この世界にどのような法則が働いているのかを深く勉強する科学がアーユルヴェーダなのだと僕は考えています。

そもそもアーユルヴェーダは、５千年前なのか、それよりもっと昔からなのか、聖者と言われている人々が、深い洞察力をもって築き上げた生命に関する理論体系です。インド半島（インド、ネパール、バングラデッシュ、ブータン、パキスタン）が発祥地と言われていますが、世界のどこへ行っても伝統的な医学がありますし、いずれもアーユルヴェーダと同様に自然の摂理から多くを学んでいたのではないかと感じています。

ネパールやインドではアーユルヴェーダは日常生活の中で自然と取り入れられています。食事の中に多くのハーブを使っているのも健康管理や体質改善のためです。日本では、エステ業界がアーユルヴェーダをクローズアップしているようです。

アーユルヴェーダにはパンチャカルマとよばれるデドックス効果を狙った施術法があります。オイルや塩を使ったマッサージを受けると、頭がすっきりして心と身体がとてもリラックスします。ストレス社会においてアーユルヴェーダのプログラムを取り入れることはとても大切なことだと思っています。

倉地　とても深いですね。アーユルヴェーダのお話はまたの機会にお願いします。

今日は、私がニキルさんと出会うきっかけとなったアーユルワールドで扱っているスキンケアの製品についてお話をお聞かせください。今までもたくさんのブランドの化粧品を使用していましたが、こんなに短期間で肌が整えられるということに感激しています。

ファンの一人として、アーユルワールドの製品のことをもっと知りたいと思うようになりました。ぜひ、詳しくお聞かせいただけますか。最近、オーガニック化粧品やハーバル化粧品が注目されているのですが、違いも教えてください。

ニキル

オーガニック化粧品は消毒剤や化学肥料を使ってないオーガニック原料を配合した化粧品のことです。ハーバルとは薬草や香草のことですから、ハーバルコスメティックとかハーバルスキンケアはハーブを使った化粧品のことです。

オーガニックやハーバルはアーユルヴェーダと必ずしも一致するものはありません。

アーユルワールドが扱っている製品は、基本的にオーガニックかつハーバルではありますが、全てアーユルヴェーダの（知恵）に基づいて作られています。もっと深くいうと、アーユルヴェーダに基づいて肌のタイプをカパ、ピッタ、ヴァ—タに分類して、タイプにあったスキンケアを提案していきます。

倉地　ドーシャですね。

ニキル　そう、ドーシャとか。それぞれのドーシャによって肌の質が違ってくるので、その肌に適したものが何なのだろうかと、そこを深く追求するのです。

テーラーメイド化粧品とかテーラーメイド医薬などの言葉が流行っていますが、患者の個人差に配慮して各個人に最適な化粧品や医療を提供することですが、これもアーユルヴェーダの考え方で、アーユルヴェーダはそれができるのです。

倉地　倉地　私も気に入っているのですが、今回、オリジナルブランドを立ち上げた思いを教えていただけますか。

ニキル　アーユルワールドを立ち上げたとき、世界中にあるアーユルヴェーダの商品をセレクトして輸入しようと思っていたのですが、いいものはあるのですが、日本人に合った品質、センスに合った商品が世の中に存在しなかったのです。

倉地　難しいですね。日本人はこだわりますからね。

ニキル　僕も15年間ほど日本に住んでいますから、どうしても日本人の感覚でものを見てしまうわけで、日本の生活、日本女性に必要なオーガニックとか化粧品とは何なのだろうかと考えるようになったのです。

実は、ネパールの実家は製薬会社を経営しているのですが、僕が大学院時代に父とアーユルベーダの話で盛り上がってしまい、十年前に父がアーユルヴェーダの製品を製造する会社を立ち上げたのです。

悩んだ末、父会社を手伝うこともでき、自分が求める製品の研究・開発・生産の環境が整っているネパールに拠点を移すこととしました。かっこよくいえば、ネパールから僕の夢であり理想を実現した商品を、日本のみならず世界に発信していきたいと決意しました。

倉地　アーユルベーダの製品を開発するうえで、ネパールを拠点するメリットってあるのですか？

ちょっと失礼な質問だったかな。

ニキル　いえいえ。そんなことありませんよ。実は、ネパールはアーユルヴェーダに用いられるハーブの宝庫といえるのです。僕はインドの国境に接している町に住んでいますが、いわゆる平地です。そこから５０㎞北に行くと丘が始まります。もう少し北に行くと山になるという地形の国です。ネパールの国の形は面白いことに細長い国で、上は全部が8千mを超えるような山々がそびえ立っています。倉地さん、富士山の標高は何メーターか覚えていますか。

倉地　確か3776mだったと思います。

ニキル　その通りです。実は富士山と同じ標高に多くのネパール人が住んでいて、多くの貴重なハーブが存在しています。つまり、ネパールは多様なハーブや植物を容易に手にすることができる理想的な環境なのです。

倉地　それは知りませんでした。ネパールといえばヒマラヤ山脈や自然が豊かなイメージしかありませんでした。

ニキル　その通りです。ネパールは自然豊かであまり農薬にも汚染されていません。しかし、多くのネパール人は貧しい生活を強いられています。

例えば、ヒマラヤの麓に土地も家も持たないノマド（遊牧民）のような生活をしている一族が大切にしているチウリと呼ばれる樹があります。実は甘くてジューシーで食べることができ、種を濾して採れるチウリバターは食用油としても保湿のスキンケア成分としても使えるものです。こんな、宝の山を持っていながら、貧しさゆえに若者がカトマンズなどの都会や海外に仕事を探しに行ってしまいます。ハーブを生産している農家さんも決して豊かとはいえません。
僕はネパールに戻ったことで、ネパールの良さを再認識するとともに、貧しい人々の現状を理解することができるようになったのです。ネパールの国を豊かにしたい。だからこそ、ネパールという国のブランドを立ち上げ世界に発信していきたいと強く思うようになったのです。

倉地　とても高い志ですね。ニキルさんと初めてお会いしてそのお話を聞いた時、人々の幸せを願って立ち上がった幕末の志士とオーバーラップしてしまったことを思い出しました。微力ながら手伝いできればと、この本の中でニキルさんの開発した商品を紹介したいと思っているのですが、私も使っているチウリバターベースのモイスチャークリームのことを詳しく聞かせてください。

ニキル　ありがとうございます。
少し前、アフリカから始まったシアバターとココアバターの流行が世界中に拡がりました。シアバターはアフリカの寒い所で採れるものなのですが、それならば、ヒマラヤで採れるネパールのチウリバターにも可能性があるのではないかと成分分析を行ってみたところ、長鎖脂肪酸とかビタミンEが多く含まれていて、保湿とアンチエイジングに向いている素材でした。

倉地 チウリバターは常温では固形で硬いので蜜蠟、アーモンド油、ひまし油を配合して人肌で程よく溶けて浸透するようにしました。これにネパールで採れたレモングラス、カモミール、ローズマリーを加えて香りでも楽しんでいただけるような製品にしました。

日本の女性の大敵は乾燥です。チウリバターを一度手にした方はその保湿力に感動すると思います。私は肌にスーッと浸透してベトつかないところが気に入っています。しかも100％天然なのがうれしいです。

ニキル 多くの皆様に使っていただきたいです。

倉地 次に、私の大好きなクムクマディのことを教えてくれますか。

ニキル クムクマディはクムクとマディという二つの言葉からできています。クムクはサフラン。マディというのはそれ以外の原材料のことを指しています。

主要原材料はサフランですが、他にも27種類のハーブがはいっています。他社の作り方はわからないですが、私たちは、古典書に書かれている手順に沿って専門のファーマシスト（薬剤師）が製造しています。じっくり時間をかけることで、素材が持っている成分を壊すことなく一番いい状態を維持できるように心がけています。

使う原料にもこだわっています。僕自身が色々な産地まで出かけて行って自分の目と鼻で確かめて一番良いものを選んでいます。例えば、ネパールでもサフランは採れますが、納得がいく品質のサフランがなかなか見つからなくて海外まで自分で行って、薬効の一番いいといわれているサフランを確かめて買ってきます。自然原料だからこそ、採れる年、場所、時期によって一番いいものは変わります。だから、原料選びには細心の注意を注いでいます。

倉地　本物ということですね。

ニキル　ただ、正直にやっているだけです。自然の恵みを分けていただいているのですから、材料選びから製造方法まで心を込めて取り組まないといけないと思っています。そうすることで、必ず製品の品質、効果となって現れてくれます。

倉地　愛情を持ってじっくり製造する、そういう製品はなかなか巡り会えないです。

ニキル　有難うございます。頑張ります。

倉地　ニキルさんの製品に対する真摯な気持。なにより、自分の為だけたけでなく、ネパールの人々を思うニキルを応援したいと思います。最後にメッセージがあればお願いします。

ニキル　現在、日本ではムクマディ、チウリバターを販売していますが、近々、サンダルウッド（白檀）、ロータス（蓮）ラベンダー、ジャスミン、等のエキスを蒸留した天然のミスト保湿液を発売する予定なので楽しみにしていてください。

倉地　これからも女性たちを美しくするためのスキンケア商品を期待しています。本日はありがとうございました。

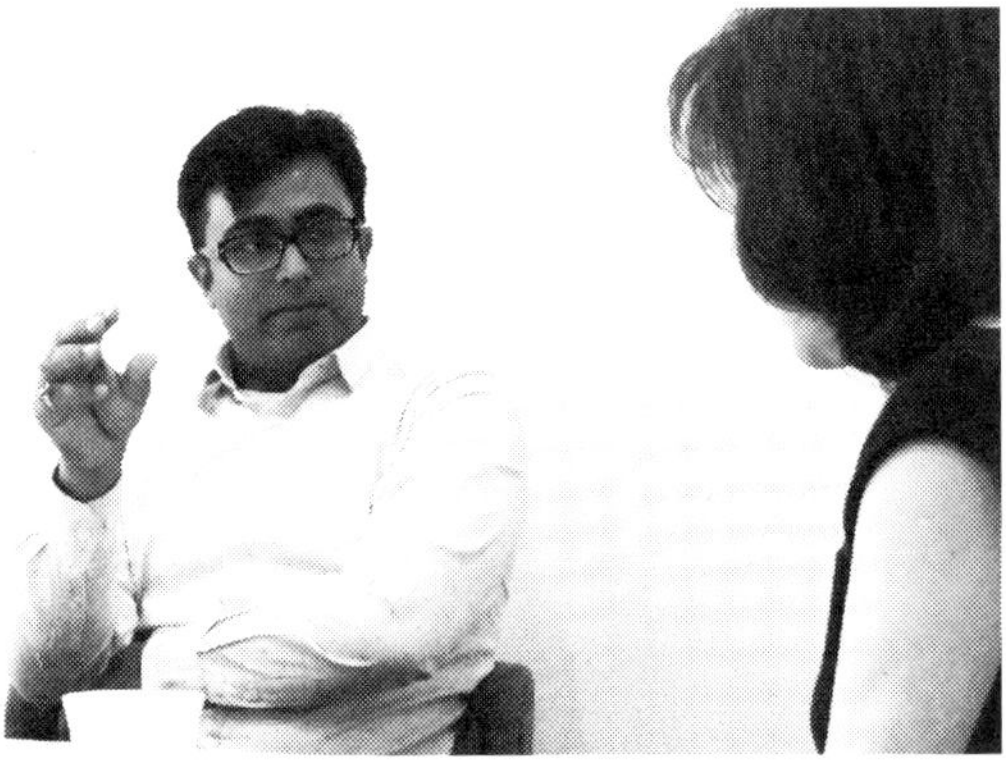

カンデルワル・ニキル プロフィール

ネパール出身、現在は日本に帰化。

東京外語大学日本語教育センター卒業。

東京大学工学部化学生命工学科卒業。

東京大学大学院新領域創成科学研究科メディカルゲノム専攻卒業。

その後、プロクター・アンド・ギャンブル・ジャパン株式会社 Product Supply 部門や株式会社ジェイメック企画マーケティング部を経て、2017 年にアーユルワールドを立ち上げる。

世界各国で販売されている数多くのアーユルヴェーダ商品の中から、日本人に合った最高品質のものを厳選してお届けしている。

また、2017 年には、バスカル　ウェルネス社、バスカル　ハーバルティカルス社の専務に就任。

最後に（この本を購入してくださった皆さまへ）

最後まで読んで頂きありがとうございます。

セルフプロデュース、美と健康、食をテーマに皆様の日々の生活の中に取り入れて頂けたらと願いを込めてお届けさせて頂きました。

「人生を楽しく過ごしたい！」

誰もが願う理想であり、それぞれの人生のテーマなのではないでしょうか？

思い描いたように過ごせるときもあれば、そうではない日々もあります。

どんな状況下にあっても大切なのは心の持ち方。前向きな心、ポジティブな心を持てることが大切です。

後ろ向きな心、マイナス思考に覆われない心を保っていく、心を切り替えていくことが大切なのです。

そんな時この本を読んでいただき、そのお手伝いができればと思います。

夢や希望に向かって前進する時いくつもの困難や壁が阻んでくることもあり、挫折や失敗があったとしても乗り越えていく、その山を越える力。後押しをしてくれるのがポジティブな心なのです。

人は心に思っていることが言葉に現れるのではないかと思うのです。いつもポジティブ心を持ち続けている方の言葉には何か明るさや前向きさに包まれていると感じました。

今はポジティブな心を持てるようになりましたが、かつては私も苦しみや悲しみの中から抜け出せなくなり沈んでいた時期もあったのです。暗い心を持ち続けていると体調も悪くなり疲弊してくる。

ある時ふとした瞬間に自分を変えたいと気づくことができ、閉じこもっていた自分を変えたいと外に目を向ける努力をしてみると、明るく楽しんでいる人はポジティブな心持っている前向きな捉え方をする人が多いと気づいたのです。

美と健康をテーマについて。健康を保つには程よい運動が必要です。身体を動かす、バランスの良い食事を摂る、心の持ち方、ポジティブな心を持てるようにすることが若々しく健康であり続けるための大きなカギになると思います。その時この本がお役に立てれば嬉しく思います。

健康維持についてはインナーまっすぐ体操でふれています。

この本を手にとって頂いた皆さまとの出会いを嬉しく思います。

皆様の健康と幸せな日々が送れますように願っております。

倉地栄絵

倉地 栄絵

1962 年生まれ　東京都出身
美容学校卒業後、共立女子短期大学を卒業し結婚。

現在、3 人の子供の母。2 人の孫を持つ。

離婚や大病など数々の挫折を乗り越える。

現在は､自ら考案した「インナーまっすぐ体操」が大好評を得ている。

YouTube「インナーまっすぐ体操」 URL：https://00m.in/4ode9

YouTube　インナーまっすぐ体操

幸せの基本

2020 年 9 月 28 日　初版発行

著　者　倉地 栄絵
発行所　株式会社コレクションインターナショナル
〒 155-0031　東京都世田谷区北沢 1 - 22 - 20 - 106
FAX：03（5738）8865
印　刷　株式会社　昌文社
〒 108-0014　東京都港区芝 5 - 26 - 30　専売ビル
TEL：03(3452)4931

ISBN978-4-9907666-9-6 C0076

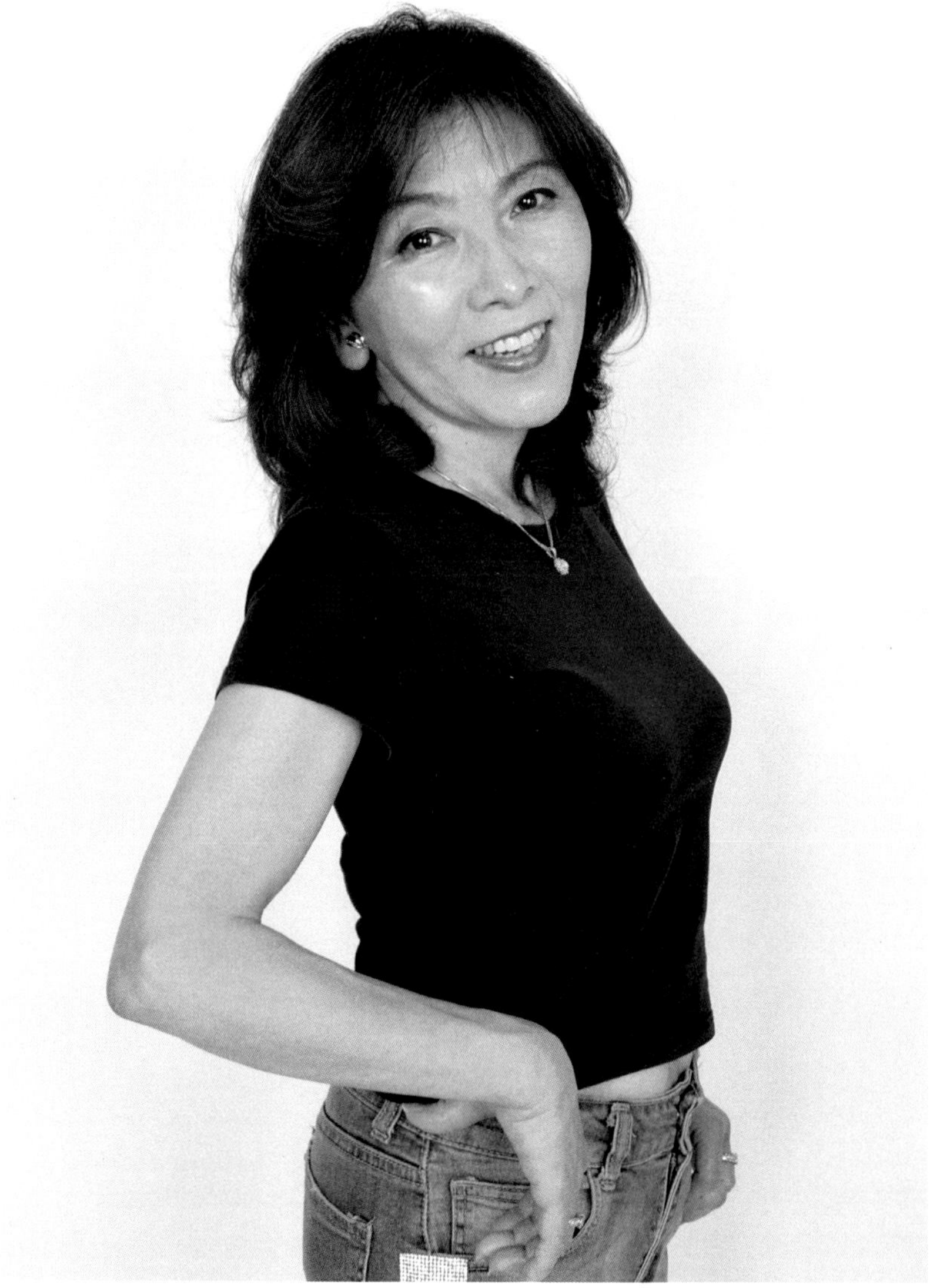

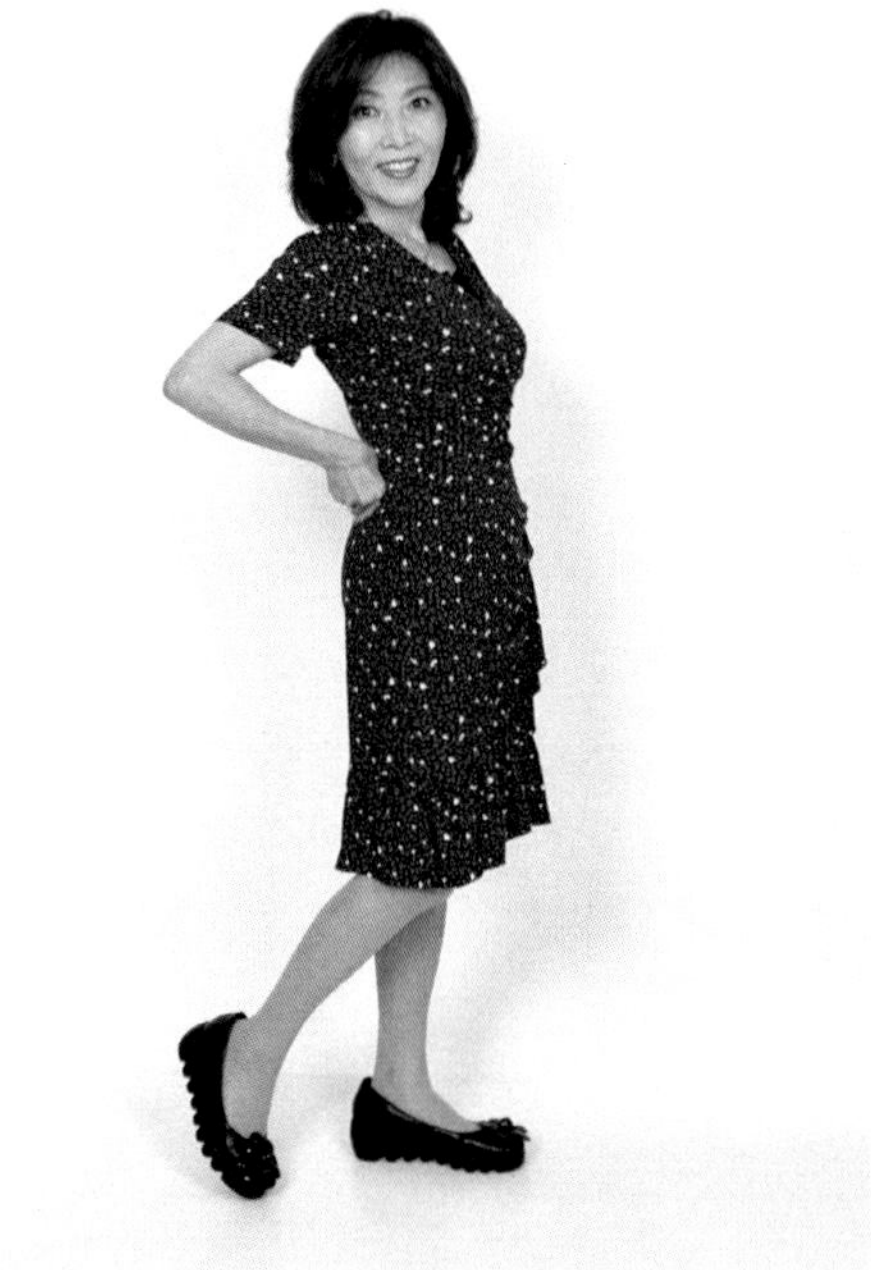

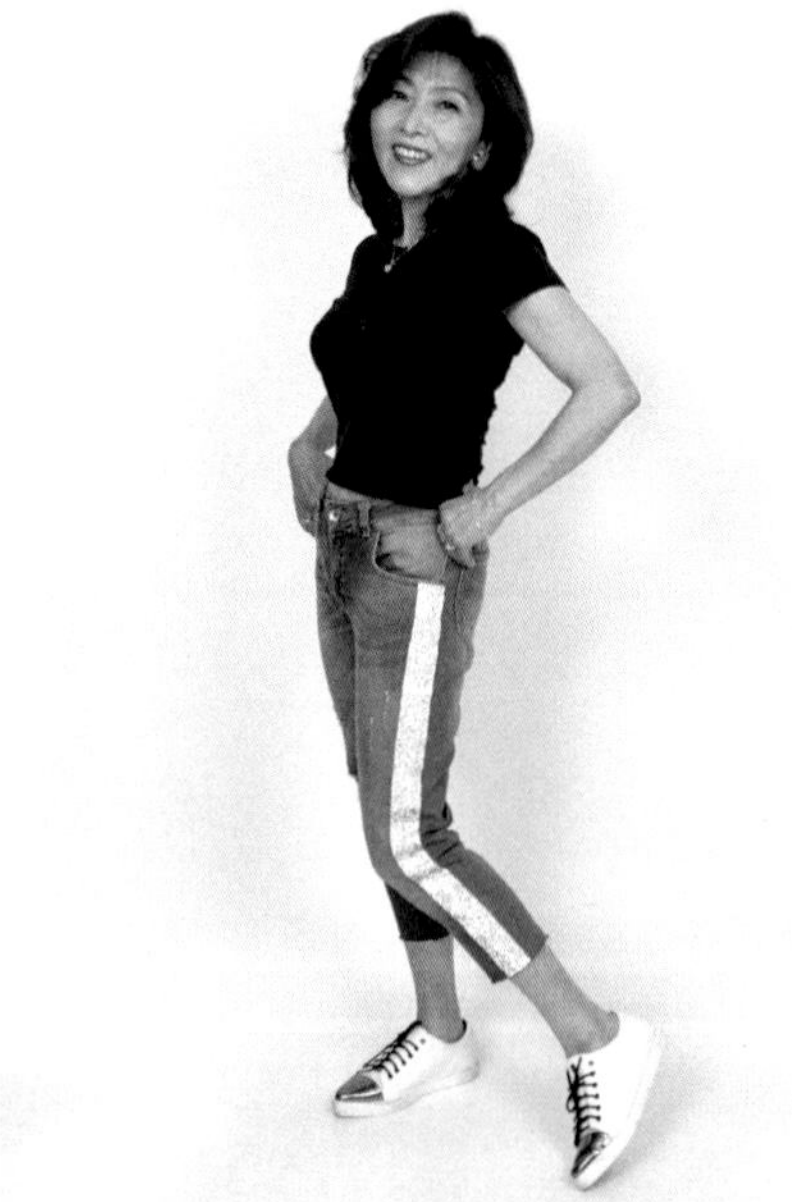